AF343935

COMMENT ON DÉFEND

SES DROITS

A LA CHASSE

(Législation et Jurisprudence du Chasseur)

PAR

Paul D'ENJOY

TOME PREMIER

Prix : 1 franc

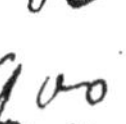

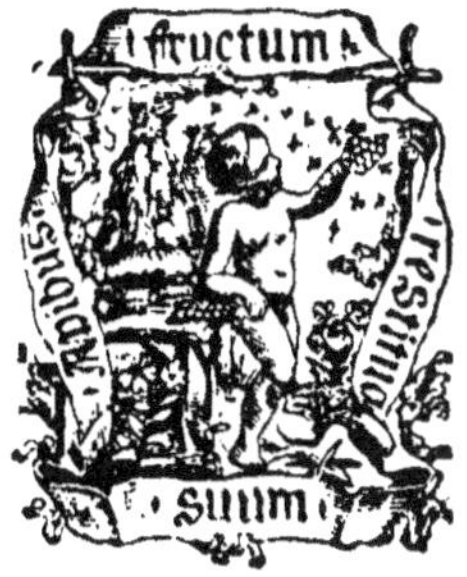

PARIS

SOCIÉTÉ D'ÉDITIONS SCIENTIFIQUES

4, RUE ANTOINE-DUBOIS, 4

ET PLACE DE L'ÉCOLE DE MÉDECINE

COMMENT ON DÉFEND

SES DROITS A LA CHASSE

(Législation et jurisprudence du Chasseur)

DU MÊME AUTEUR

Coq-Hardy en Russie, voyages humoristiques (*épuisé*).

Etude pratique de la législation civile annamite,
1 vol. in-8° cartonné (Challamel, rue Jacob,
Paris). . . . . 5 fr.

Tap Truyen. Contes et légendes annamites (il-
lustrations imprimées et brochage orien-
taux), Ch. Mendel, 112 rue d'Assas, Paris. . 10 fr.

Ly, refrains populaires d'An-nam (traduction). 3 »

Ba-Vong-Chu, romance annamite (traduction). 3 »

Idylle Bretonne, comédie, paroles et musique
(Chenu, éditeur, Saint-Malo) 2 50

La Colonisation de la Cochinchine (manuel du Co-
lon) 1 vol. in-8° avec carte (Société d'éditions
scientifiques) 4, rue Antoine Dubois, place de
l'Ecole de médecine, Paris) 7 50

La santé aux colonies (manuel d'hygiène et de
prophylaxie clamatologiques. Médecine colo-
niale) 1 vol. in-8° (société d'Editions scientifiques 4, rue Antoine Dubois, place de l'Ecole
de médecine, Paris) . . . . 4 »

COMMENT ON DÉFEND

SES DROITS

A LA CHASSE

(Législation et Jurisprudence du Chasseur)

PAR

Paul D'ENJOŸ

TOME PREMIER

Prix : 1 franc

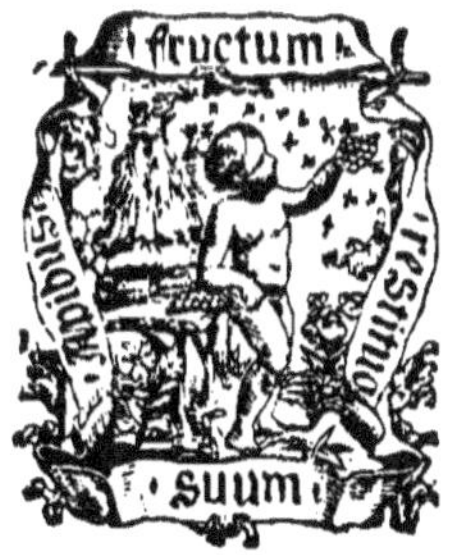

PARIS

SOCIÉTÉ D'ÉDITIONS SCIENTIFIQUES

4, RUE ANTOINE-DUBOIS, 4

ET PLACE DE L'ÉCOLE DE MÉDECINE

AVERTISSEUR SALMON
NOUVEAU MODÈLE
DÉPOSÉ

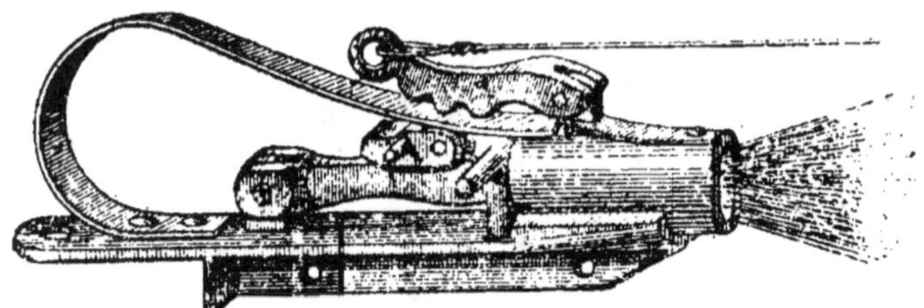

12, Quai de la Mégisserie — PARIS

Pour garder : **Chasses, Faisanderies, Châteaux, Propriétés, Étangs, Cultures, contre les Braconniers et les Maraudeurs.**

Ce nouvel avertisseur a l'avantage sur les modèles déjà existants d'être munis d'un système de déclanchement très ingénieux permettant de l'armer très facilement **sans aucun danger, même dans l'obscurité la plus complète.** La cheville de fer ou de bois que l'on emploie généralement pour armer l'avertisleur et que l'on place à la main a été remplacée ici par une détente à crémaillère, ainsi que le représente le dessin ci-dessus. De plus un arrêt de sûreté placé sous la détente permet de désarmer l'avertisseur en toute sécurité.

Manière d'armer l'avertisseur : 1° L'avertisseur étant placé, lever le levier A qui soulève le ressort B et le place mécaniquement dans un des crans de la crémaillère C;

2° Introduire dans le canon, une cartouche à broche calibre 16, fortement chargée de **poudre** et laisser retomber le levier A qui obture l'avertisseur.

3° Attacher le fil de laiton (préalablement fixé a un point quelconque) à l'anneau de la crémaillère, puis retourner la sûreté en arrière au point D. — L'avertisseur est tendu et dès qu'un maraudeur se butera dans le fil de laiton, invisible à l'œil pendant la nuit, la crémaillère se déclanchera et le ressort tomhant sur la cartouche la détonation se produira aussitôt.

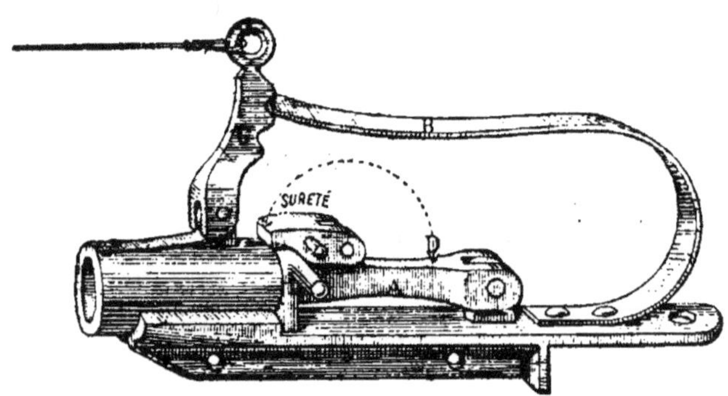

FABRIQUE DE PIÈGES

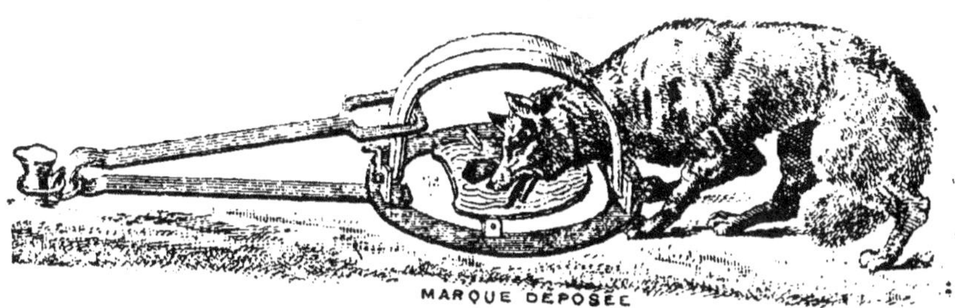

SALMON

12, Quai de la Mégisserie. — PARIS

Spécialité de Pièges, pour **piégeurs, trappeurs, explorateurs**, etc., pour Panthères, Ours, Tigres, Sangliers, Loups, Renards, Fouines, Putois, Loutres, Blaireaux, Belettes, Hermines, Rats, Souris, etc.

Pièges à poteaux, pour **oiseaux de proie** : Aigles, Vautours, Buses. Eperviers, Pies, Corbeaux, etc.

Boîtes à fauves en chêne, en tôle, en grillage, pour capturer les Chats, Fouines, Putois, Martres, Belettes, etc.

Fabrication supérieure de pièges d'amateurs avec **Batteries en cuivre.**

Assommoirs. — Pièges à engrenages. — Pièges à palette. — Pièges à œuf et à appât **monture en cuivre.** — Bourses et trappes à lapins.

Envoi franco du Catalogue illustré.

OBSERVATION IMPORTANTE

La Maison **Salmon** recommande à sa nombreuse clientèle, sa nouvelle série de pièges, qui répond bien aux besoins signalées par les praticiens.

Ces nouveaux pièges, les uns créés, les autres perfectionnés par la Maison, sont construits par des *ouvriers spéciaux* très habiles et sont mieux établis et mieux finis que tout ce qui a été fait jusqu'à ce jour — Ces pièges sont de qualité supérieure, *aciers de premières marques,* garantis, de **Fabrication Française.** — Ne pas confondre avec les qualités inférieures que l'on trouve partout à bas prix, dont la fabrication est mal soignée, et les Ressorts défectueux.

MENTHOL VAN DENN

Antisepsie rigoureuse de la Bouche

*Détruit tous les micro-organismes qui occasionnent la carie
et les affections buccales ou gingivales*

PRÉSERVE DE L'INFLUENZA

Jusqu'ici, tous les dentifrices dont on a fait usage se ressemblaient et n'étaient, en définitive, que des produits fort agréables de parfumerie.

Qu'importaient les variétés d'essences ? L'effet actif est nul et le choix du produit auquel on réservait ses faveurs n'était déterminé que par la préfcrence que l'on donnait au parfum ou à la saveur.

Avec les progrès actuels de la science, *il serait puéril de faire de l'hygiène, dont le rôle est de prévenir les maladies, une simple question de goût !*

Il fallait donc, de toute nécessité, trouver une formule qui se substituât catégoriquement aux devancières, absolument inefficace.

Certes, il est facile aujourd'hui d'appliquer la théorie moderne, la seule vraie.

C'est ce que nous avons fait. Nous avons ajouté aux formules agréables, les substances nécessaires à une antiseptie rigoureuse de la bouche.

L'usage journalier de notre produit préservera de la carie dentaire, maintiendra la fraîcheur de l'haleine en détruisant les fermentations, et arrêtera même la propagation des micro-organismes qui, on le sait, pénètrent dans l'économie par la cavité buccale, sans parler des maux de gorge, amygdalites, granulations, etc., qui seront enrayés.

MODE D'EMPLOI

Matin et soir, à la rigueur après chaque repas, surtout si l'on porte un appareil, une cuillerée à café de **Menthol Van Denn** dans un quart d'eau tiède. Se brosser les dents, se laver la bouche et se gargariser.

Le flacon, 1/4 de litre **3 fr. 50** | Prix du litre........... **12 fr.**

Envoi franco contre un mandat de **3 fr. 50**, à M. le Directeur du journal l'*Edition Française*, 4, rue Antoine Dubois, Paris.

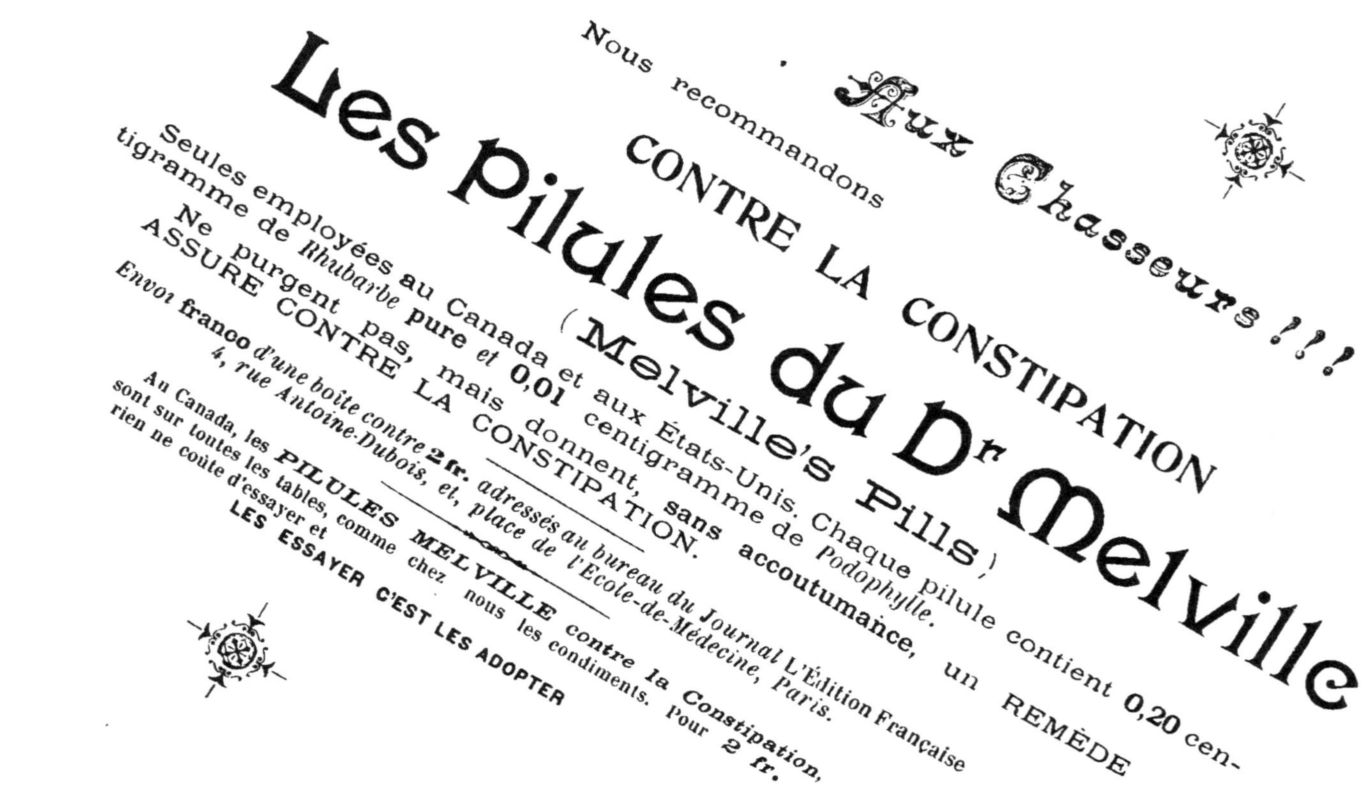

Aux Chasseurs !!!

Nous recommandons

CONTRE LA CONSTIPATION

Les Pilules du Dr Melville

(Melville's Pills)

Seules employées au Canada et aux États-Unis. Chaque pilule contient 0,20 cen-
tigramme de Rhubarbe pure et 0,01 centigramme de Podophylle, un REMÈDE
Ne purgent pas, mais donnent, sans accoutumance,
ASSURE CONTRE LA CONSTIPATION.

Envoi franco d'une boîte contre 2 fr. adressés au bureau du Journal L'Édition Française
4, rue Antoine-Dubois, et, place de l'Ecole-de-Médecine, Paris.

Au Canada, les PILULES MELVILLE contre la Constipation,
sont sur toutes les tables, comme chez nous les condiments. Pour 2 fr.
rien ne coûte d'essayer et
LES ESSAYER C'EST LES ADOPTER

COMMENT ON DÉFEND
SES DROITS A LA CHASSE

(Législation et Jurisprudence du Chasseur)

CHAPITRE Ier

THÉORIE GÉNÉRALE

La chasse est l'exercice d'un droit naturel; c'est le droit de vivre. Il s'entend en ce sens particulier de la recherche et de la poursuite de tout animal sauvage et de tout oiseau. (Circulaire du Garde des Sceaux, 9 mai 1844).

Primitivement, la chasse était absolument libre pour tous. Cette liberté existe encore de nos jours dans la plupart des colonies européennes et dans les régions peu civilisées.

En Europe, il en est autrement.

Dans la France, par exemple, le droit de chasse est très sévèrement limité (art. 715 du Code civil).

Le but que se sont proposé les législateurs, est

de protéger les récoltes, la propriété rurale et surtout de défendre le gibier contre la destruction systématique des braconniers.

Peut-être la loi du 3 mai 1844 (modifiée par celle du 22 janvier 1874 et par celle du 16 février 1898), qui réglemente la chasse en France, a-t-elle eu la conséquence certainement imprévue de créer, au profit des grands syndicats de riches chasseurs, un véritable privilège féodal ; mais c'est aux petits chasseurs du dimanche, auxquels l'accaparement des terres ne laisse déjà plus que les grandes routes pour exercer leurs droits, qu'il appartient de demander la réforme de cette législation dans un sens plus populaire.

Notre rôle ici n'est pas la critique ; c'est l'enseignement et la vulgarisation des lois.

Le droit de chasse, tel qu'il est conçu aujourd'hui, date de la nuit historique du 4 août 1789. Les États Généraux, en votant l'abolition du régime féodal, insérèrent dans la loi qui fut acclamée par l'assemblée des Trois États de France, deux articles numérotés 2 et 3, ainsi conçus :

Art. 2. — Le droit exclusif des fuies et colombiers est aboli. Les pigeons seront enfermés aux époques fixées par les communautés ; durant ce temps, ils seront regardés comme gibier et chacun aura le droit de les tuer sur son terrain.

Art. 3. — Le droit exclusif de la chasse et des garennes ouvertes est pareillement aboli. Tout propriétaire a le droit de détruire et de faire détruire, seulement sur ses possessions, toute espèce de gibier, sauf à se conformer aux lois de police qui pourront être faites relativement à la sécurité publique.

Actuellement, pour pouvoir chasser en France, il faut :

1° Avoir un permis de chasse — (par précaution le porter sur soi à la chasse) ;

2° Se trouver en temps de chasse ouverte ;

3° Chasser le jour (la chasse est défendue la nuit) ;

4° Que le sol ne soit pas couvert de neige (la chasse est interdite en temps de neige) ;

5° Employer des armes ou des engins autorisés ;

6° Ne pas se servir de drogues ou appâts qui soient de nature à enivrer le gibier ou à le détruire ;

7° Ne pas prendre ni détruire, sur le terrain d'autrui, les œufs ou couvées ;

8° Ne pas se servir d'appeaux, appelants, chanterelles, etc...

9° Ne pas contrevenir aux arrêtés préfectoraux sur les oiseaux de passage, le gibier d'eau — ou aux arrêtés concernant la destruction des oiseaux et celle des animaux nuisibles ou malfaisants ;

10° Employer toutes espèces de chiens sauf les *levriers*, purs ou croisés et tous dérivés de cette race ;

11° Avoir la permission du propriétaire ou de ses ayants droit.

Ces onze conditions remplies, le chasseur est en règle.

Il peut se livrer tranquillement à son exercice favori, dans les limites de son droit.

CHAPITRE II

DU PERMIS

La loi du 3 mai 1844 sur la chasse, édicte que personne ne peut chasser sans avoir reçu de l'autorité comptétente, un permis de chasse.

Le permis est nécessaire quels que soient le moyen et le procédé de chasse. (Circulaire du Garde des Sceaux, 9 mai 1844).

Les femmes y sont soumises comme les hommes (Tribunal de Nevers, 15 janvier 1830 ; Pontoise, 16 novembre 1842).

Cependant, par une juste exception, le propriétaire ou possesseur de terres peut chasser ou même faire chasser en *tout temps* et *sans permis de chasse*, sur ses terres, à la condition expresse que celles-ci soient *attenantes à une habitation* et *entourées* d'une clôture non interrompue faisant obstacle à toute communication avec les propriétés

voisines, l'isolant, en un mot, absolument des ter-
ritoires environnants.

La loi exclut formellement et sans recours ni
réclamation possible, du droit d'avoir un permis
de chasse :

1° Les mineurs qui n'ont pas seize ans accom-
plis ;

2° Les mineurs entre 16 et 21 ans, à moins que
le permis ne soit demandé *pour eux* par leur père,
mère, tuteur ou curateur *portés* au *rôle* des contributions ;

3° Les interdits ;

4° Ceux qui, à la suite de condamnations, ont été
par jugement, privés du droit de port d'armes
(art. 42 du Code pénal) ;

5° Ceux qui sont sous le coup d'une interdiction de séjour ;

6° Ceux qui n'ont pas *entièrement payé* les amen-
des et les frais de précédents jugements prononcés
contre eux pour délit de chasse ;

7° Les gardes champêtres ou forestiers des communes ;

8° Les gardes champêtres ou forestiers des établissements publics ;

9° Les gardes forestiers de l'Etat ;

10° Les gardes-pêche.

Ces dix catégories de personnes sont privées du
droit de chasse : la prohibition est absolue à leur
égard.

Les gardes particuliers sont exceptés de l'énumération. (Circulaire du Ministre de l'intérieur 20 mai 1844).

Les permis de chasse sont délivrés sur l'avis du maire et du sous-préfet par le préfet du département dans lequel celui qui en fait la demande, a sa résidence ou son domicile (art. 5).

Le modèle du titre est fixé par le décret du 9 décembre 1881.

Cette demande doit être écrite par les intéressés sur une feuille de papier timbré à 0 fr. 60 centimes. (Décision ministérielle du 5 septembre 1849 et, voir répertoire du Droit administratif par MM. Béquet et Dupré, conseillers d'État, tome IV, seation IV, page 392) : elle est adressée au maire.

Un permis de chasse coûte 28 francs.

Cette somme doit être versée par le demandeur au percepteur, avant la remise du titre ; elle se repartit entre la commune et l'Etat : à raison de 10 francs pour la commune et 18 francs pour l'Etat (loi du 2 juin 1875).

Le Préfet a le droit de refuser le permis de chasse, s'il juge cette mesure convenable :

1° A tout individu majeur qui n'est pas personnellement inscrit ou dont le père ou la mère ne sont pas inscrits au rôle des contributions ;

2° A tout individu qui, par une condamnation judiciaire, a été privé de l'un ou de plusieurs des droits civils, civiques ou de famille autres que le port d'armes tels que : interdiction du droit de vote, d'éligibilité, d'être appelé ou nommé aux fonctions de juré ou autres fonctions publiques ou aux emplois de l'administration, interdiction des droits de vote et de suffrage dans les délibérations de famille, d'être tuteur, curateur, expert ou témoin (art. 42 du Code pénal).

On admet généralement que le droit accordé au préfet dans ce cas, prend fin avec la peine sur laquelle il est basé.

3° A tout condamné à un emprisonnement de plus de six mois pour rébellion et violences envers les agents de l'autorité publique ;

4° A tout condamné pour délits d'association illicite, de fabrication, débit, distribution de poudres, armes ou autres munitions de guerre ; de menaces écrites ou de menaces verbales avec ordre ou sous condition, d'entraves à la circulation des graines ; de dévastation d'arbres ou récoltes sur pied, de plants venus naturellement ou faits de mains d'hommes ;

5° A ceux qui ont été condamnés pour vagabondage.

6° A ceux qui ont été condamnés pour mendicité ;

7° A ceux qui ont été condamnés pour vol ;

8° A ceux qui ont été condamnés pour escroquerie ;

9° A ceux qui ont été condamnés pour abus de confiance.

La faculté de refuser le permis de chasse cesse toutefois à l'égard des individus énumérés aux paragraphes 3, 4, 5, 6, 7, 8, 9, *cinq ans* après l'expiration de leur peine.

Le refus du Préfet peut être discuté par l'intéressé devant le Conseil d'Etat pour excès de pouvoir (Décision du Conseil d'Etat, 13 mars 1867).

Il ne faut pas oublier que le permis de chasse est absolument personnel : il ne peut être ni prêté, ni loué, ni vendu, ni donné.

Il est valable pour toute la France, en ce sens qu'il donne à celui qui l'obtient, le droit de chasser sur tout le territoire de la République, à la condition de se conformer, bien entendu, aux arrêtés préfectoraux des départements, pour les dates différentes d'ouverture et de fermeture de la chasse.

Le permis est valable pour un an à dater du jour de sa délivrance : le jour de la délivrance ne compte pas (Cour de Toulouse, 21 janvier 1864 ; Cour de Montpellier, 24 janvier 1865 ; Cour de Paris, 12 octobre 1876).

Mais pour pouvoir se livrer régulièrement à l'exercice de la chasse, il ne suffit pas d'avoir demandé un permis et d'avoir reçu un avis favorable, il faut encore avoir retiré le titre des mains du percepteur et acquitté les droits (Circulaire du ministère de l'Intérieur, 22 novembre 1844 ; Cour de cassation 7 juillet 1849).

Un chasseur pris *le matin* sans permis, ne peut s'excuser en présentant *ensuite* un permis délivré *le soir* même du jour où il a chassé (Cour de Rennes, 21 février 1883).

Il suffit pour que le délit existe, que le fait de chasse soit antérieur (*même d'une heure*), à la délivrance du titre (Cour de Caen, 7 janvier 1868 ; Cour de Nancy, 17 novembre 1868).

Par prudence, il vaut mieux avoir son permis dans sa poche, quand on chasse. De la sorte, les gendarmes sont édifiés immédiatement ; et on est quitte de tout souci en exhibant son titre qui est en même temps une pièce d'identité parfaite.

Le chasseur, n'est au surplus, nullement contraint d'être muni de son permis lorsqu'il est en action de chasse ; le refus par lui d'exiber ce titre aux agents verbalisateurs ne constitue aucune faute pénale (Cour de cassation, 15 décembre 1885).

Celui qui chasse avec un permis obtenu par surprise et au mépris des prohibitions précitées, ne commet pas à la vérité le délit de chasse sans permis (Cassation chambre civile, 30 mai 1873), mais le Préfet a évidemment le droit de faire cesser cet abus en opérant le retrait du permis, qui ne couvre plus les faits de chasse, à partir du jour où le porteur a reçu notification de la mesure (même arrêt).

Dans le temps où la chasse est ouverte, le permis donne à celui qui l'a obtenu, le droit de chasser soit à tir, soit à courre, soit à cors, à cris etc..., suivant les distinctions établies par les Préfets dans chaque département.

Pour les chasses faites avec des aides, ceux-ci qu'ils soient traqueurs, rabatteurs ou valets de chasse, n'ont pas besoin de permis ; celui du maître suffit (Cour de Dijon, 27 décembre 1876 ; Angers, 12 février 1878 ; Cour de cassation, 2 janvier 1880 ; Cour d'Orléans, 11 avril 1885).

Au contraire, les piqueurs doivent avoir un permis comme les chasseurs (Cour d'Orléans, 12 mai 1846 ; Cour de cassation, 18 juillet 1846), sans qu'il y ait à tenir compte de la circonstance que le piqueur n'a pas d'armes et qu'il est muni seulement d'un fouet et d'un cor (Tribunal de Bordeaux, 4 février 1848 ; Tribunal de Baugé, 21 mars 1881 ; Cour d'Angers, 2 mai 1881 ; Cour d'Orléans, 11 août 1885).

Terminons en disant que l'article 11 de la loi du 3 mai 1844, punit ceux qui chassent sans permis d'une amende de 16 à 100 francs.

CHAPITRE III

TEMPS PROHIBÉ

———

On chasse en temps prohibé, quand on se livre
à ce sport :

1e Dans le temps où la chasse est fermée ;

2° La nuit ;

3° Par temps de neige.

La chasse est ouverte et fermée par les arrêtés
préfectoraux. Ces arrêtés doivent être affichés et
publiés TOUS LES ANS, dix jours au moins à l'a-
vance (loi du 22 janvier 1874).

Les dates d'ouverture et de clôture varient suivant les départements.

Il est aussi interdit de chasser la nuit.

On entend par nuit, le temps qui s'écoule entre
le coucher et le lever du soleil. La loi n'a pas fixé
d'heure. Il faut suivre les saisons et se baser sur

la disparition du globe solaire à l'horizon. En un mot, en matière de chasse, la nuit, c'est le temps d'obscurité qui règne depuis la chute du soleil jusqu'à l'aurore.

Cependant, il est de pratique constante de ne pas assimiler à la chasse de nuit, le fait d'attendre à l'heure du crépuscule, le gibier de passage, bécasses aux abords des forêts, canards dans le voisinage des étangs.

D'autre part, les Préfets autorisent la chasse au marais pendant la nuit.

Ainsi, en Normandie, se pratique d'une façon constante la chasse dite *au gabion*, les chasseurs s'embusquent dans des huttes en terre entourées d'eau, où sont maintenus captifs des canards qu'on dénomme appelants.

Enfin, l'article 9 de la loi du 3 mai 1844, a déterminé les Préfets des départements, à prendre des arrêtés pour interdire la chasse pendant les temps de neige.

Ces arrêtés sont permanents de leur nature, au contraire des arrêtés sur l'ouverture et la clôture de la chasse : leur valeur n'a pas de durée limitée.

On appelle temps de neige, le temps pendant lequel la terre est couverte de neige pour que le gibier y laisse des traces.

Cette interdiction s'applique au gibier d'eau comme au gibier de plaine.

Une fonte partielle de neige sur un champ, alors

que le reste de la contrée serait couvert, n'autoriserait pas l'exercice de la chasse sur ce point particulier. L'interdiction de chasser en temps de neige n'empêche pas la vente et l'achat du gibier pendant le même temps (décision du Garde des Sceaux, 21 janvier 1845).

Sont punis :

1° D'une amende de 16 à 100 francs, ceux qui chassent en temps de neige ;

2° D'une amende de 50 à 200 francs et en outre, s'il y a lieu, d'un emprisonnement de six jours à deux mois, ceux qui chassent la nuit ou pendant la clôture de la chasse.

CHAPITTRE IV

VENTE, ACHAT, TRANSPORT ET COLPORTAGE DU GIBIER EN TEMPS PROHIBÉ

Pendant tout le temps qui s'écoule entre la clôture et la fermeture de la chasse, dans chaque département, il est défendu de mettre en vente, vendre, acheter, transporter et colporter du gibier (art. 4 de la loi du 3 mai 1844).

La défense de vendre ou de colporter le gibier en temps prohibé, a pour objet de faire disparaître le colportage.

Cette défense est générale. Elle s'applique au gibier colporté, quelle qu'en soit l'origine ; elle atteint même celui qui a été chassé exceptionnellement en vertu de l'article 2 de ladite loi, (*sur possession attenante à une habitation et entourée d'une clôture continue faisant obstacle à toute communication avec les héritages voisins*).

Elle n'admet pas l'excuse fondée sur la provenance légitime du gibier (circulaire du Garde des Sceaux, 9 mai 1844).

De tel département où la chasse est *ouverte*, on ne peut pas envoyer du gibier à des amis habitant un autre département où la chasse est *fermée* (Cour de Paris, 22 novembre 1844).

D'autre part, il est interdit d'expédier du gibier d'un département où la chasse est *ouverte* (départ), à un département où la chasse est également *ouverte* (arrivée), si le gibier doit passer en route ou chemin de fer, à travers un département où la chasse est *fermée* (Cour de Paris, 22 novembre 1844).

C'est peut-être excessif, mais c'est la jurisprudence qui le décide ainsi, en se basant sur la loi.

Cette interdiction s'applique à tout gibier vivant, mort, même cuit.

Toutefois, le gibier d'eau et les oiseaux de passage peuvent être vendus et transportés pendant le temps où la chasse en est permise par les arrêtés des préfets, lors même que la chasse et conséquemment la vente et le transport du gibier ordinaire, seraient interdits (Circulaire du garde des Sceaux, 9 mai 1844).

Longtemps on a discuté pour savoir si les pâtés et conserves de gibier pouvaient être transportés en toute saison ; on a fini par autoriser la chose, bien qu'elle soit contraire au texte.

La peine prévue par la loi du 3 mai 1844, pour la vente et le colportage du gibier, est une amende de cinquante à deux cents francs et un emprisonnement facultatif de six jours à deux mois (art. 12, § 4).

La recherche du gibier peut être faite à domicile, chez les aubergistes, les marchands de comestibles et dans tous les établissements ouverts au public.

Mais on ne peut venir le saisir dans le domicile privé des citoyens, ni sur la personne du chasseur trouvé en délit (Cour de Paris, 14 février 1876).

Le gibier saisi est immédiatement livré à l'établissement de bienfaisance le plus voisin, en vertu soit d'une ordonnance du Juge de paix, si la saisie a eu lieu au chef lieu de canton, soit d'une autorisation du Maire, si le Juge de paix est absent ou si la saisie a été faite dans une commune autre que celle du chef-lieu.

Cette ordonnance et cette autorisation sont délivrées sur la requête des agents ou gardes qui ont opéré la saisie et sur la présentation du procès-verbal régulièrement dressé (art. 4).

La loi n'interdit pas la vente et le colportage du gibier dans les moments où la chasse est suspendue : par exemple en temps de neige, la nuit, etc..., mais seulement *avant l'ouverture* de la *saison de la chasse* (Décision du Garde des Sceaux, 21 janvier 1845).

Des arrêtés préfectoraux défendent, en outre,

la mise en vente, l'achat et le transport du gibier forcé dans la chasse à courre : ce gibier doit être consommé au domicile des chasseurs.

Les oiseaux d'eau et de passage dont la chasse est exceptionnellement autorisée, ne peuvent être vendus, mis en vente, achetés, colportés et transportés que s'ils sont couverts de leurs plumes.

Sont autorisés en tous temps, même en temps de chasse prohibée, le transport, la vente et le colportage des lapins de garenne détruits comme animaux malfaisants et nuisibles, du gibier d'eau exotique, de la grousse d'Ecosse, du grand coq de bruyère, de la gelinotte noire ou coq de bruyère à queue fourchue, de la gelinotte blanche ou logapède des Saules, de la gelinotte Cupido, du Colin de la Californie, du colin de la Virginie, de la perdrix blanche, du lièvre blanc, du renne et de tous les oiseaux de mer.

On autorise également la vente et le colportage des faisans dorés, faisans argentés, faisans lady Amherst, faisans vénérés, élevés en France ou à l'étranger, à condition qu'ils soient recouverts de leurs plumes.

Les animaux nuisibles ayant le caractère de gibier, doivent être consommés sur place et ne peuvent être ni colportés, ni vendus après la clôture de la chasse, sauf le lapin et le sanglier.

Les Ministres de l'intérieur et de la justice ont autorisé le transport, la vente et le colportage, en tout temps, des sangliers tués comme animaux nuisibles, soit dans une battue, soit isolément, sans qu'il soit utile de se munir d'une permission de transport.

L'importation en France des sangliers provenant de l'étranger est également libre.

Par contre, l'importation et le colportage des cailles exotiques sont rigoureusement interdits.

Enfin le Ministre de l'intérieur a autorisé le transport, sans arrêt dans les départements où la chasse est interdite, du gibier expédié de l'étranger à l'étranger, et ne faisant que transiter en France, sous le plomb de la douane (Circulaire du Ministre de l'intérieur, 30 avril 1881).

L'achat du gibier capturé à l'aide d'engins prohibés, ne peut constituer le fait de complicité par recel du délit de chasse avec engins prohibés, qu'autant qu'il est constaté que le prévenu connaissait l'origine délictueuse du gibier saisi.

Il ne peut être suppléé à cette constatation par la mention du refus, que fait le prévenu d'indiquer l'origine du gibier acheté par lui (Cassation chambre civile, arrêt du 16 novembre 1887).

Pendant l'ouverture de la chasse, le transport du gibier n'est soumis à aucune formalité.

Pendant la clôture de la chasse, le transport du gibier ne peut avoir lieu qu'en vue du repeuplement et sur autorisation spéciale.

La demande en autorisation doit être formulée par l'expéditeur sur papier timbré à 60 centimes et indiquer exactement :

1° L'espèce et le nombre des animaux à transporter ;

2° Le point de départ ;

3° Le point de destination ;

4° Les noms et domiciles de l'expéditeur et du destinataire,

Elle doit être accompagnée d'un certificat du maire de la commune d'origine, attestant que le gibier provenant de l'élevage du pétitionnaire et non du braconnage. Elle est adressée au préfet du département (préfet de police pour le département de la Seine).

Si le gibier ne doit pas sortir du département, l'autorisation est accordée par le préfet.

Dans le cas contraire, c'est au ministre de l'Agriculture qu'il appartient de statuer.

Si le gibier provient de l'étranger, la demande peut être adressée par le destinataire au ministre de l'Agriculture (Direction des Eaux et Forêts).

Elle doit indiquer l'espèce et le nombre des animaux à transporter, le pays d'origine du gibier, la destination, le nom et le domicile du destinataire (Circulaire du ministère de l'Agriculture, *Journal officiel,* février 1900).

CHAPITRE V

ENGINS DE CHASSE

———

Sont autorisés :

Le tir.

La traque.

La courre (mais sans lévrier).

Le cor.

Les cris.

Les furets et les bourses (pour les lapins seulement).

Le miroir.

Tous les autres moyens sont *interdits* (art. 9 de
la loi du 3 mai 1844 et loi du 22 janvier 1874).

L'emploi des filets de toutes sortes est prohibé
par les arrêtés préfectoraux, même pour la capture
des oiseaux appartenant aux espèces dont la
chasse est autorisée et pour les animaux nuisibles.

Les mues et cages destinées à la capture des faisans sont des engins prohibés dont l'usage ne peut être toléré qu'autant que l'individu qui s'en sert démontre péremptoirement qu'en s'emparant par ce procédé, des faisans par lui mis en volière, il n'a eu d'autre but, que de se livrer à l'élevage de ce gibier.

En conséquence, l'individu qui se livre à la capture des faisans au moyen de ces engins, commet un délit de chasse lorsqu'il est établi qu'il n'avait pas pour but exclusif la reproduction du gibier (Paris, 5 février 1889 et 21 janvier 1890).

La chasse au lévrier (pur, croisé ou dérivé quelconque), ainsi que la chasse au faucon, sont spécialement défendues.

Sont prohibés également, les panneaux, filets de toute nature, glu, lacets, frondes, collets, appeaux, appelants, chanterelles.

La chasse aux oiseaux du pays, à l'aide de lacs et de filets est interdite, même en l'absence d'arrêtés préfectoraux qui la défendent (Cour de cassation, chambres réunies, 25 mars 1846).

Enfin, il est défendu d'employer des drogues ou appâts qui soient de nature à enivrer le gibier ou à le détruire.

L'emploi des chiens levriers est puni d'une amende de 16 à 100 francs (art. 11, § 3).

L'usage d'engins prohibés est puni de 50 à 200 francs et, s'il y a lieu, d'un emprisonnement de six jours à deux mois (art. 12 de la loi du 3 mai 1844).

La même peine est infligée par le même article de la loi à tous ceux qui sont détenteurs dans leur domicile et ceux qui sont trouvés munis ou porteurs hors de leur domicile — même sans chasser — de filets, engins ou autres instruments de chasse prohibés.

Cette disposition s'applique autant aux fabricants ou marchands, qu'aux particuliers. (Cour de cassation, 4 août 1846).

Les visites domiciliaires, pour constater la possession des instruments de chasse prohibés, ont lieu sur la réquisition du Procureur de la République, en vertu d'une ordonnance du juge d'instruction, d'après les règles ordinaires du Code d'instruction criminelle (Circulaire du Garde des Sceaux, 9 mai 1844).

Les engins sont confisqués et détruits.

Les armes, engins ou autres instruments de chasse abandonnés par des chasseurs inconnus, sont saisis et déposés au greffe du Tribunal civil de l'arrondissement. La confiscation et — si ce sont des engins prohibés — la destruction, en sont ordonnées par le Tribunal sur le vu du procès-verbal.

CHAPITRE VI

GIBIER BLESSÉ

En principe, le gibier blessé appartient au chasseur qui l'a frappé, sans qu'il y ait à tenir compte des coups de feu dont l'animal a pu être atteint ultérieurement par un autre chasseur, à son passage.

Mais, encore faut-il que le premier chasseur ait blessé l'animal assez grièvement pour qu'il dût, des suites seules de cette blessure, devenir la proie du dit chasseur.

Il en serait autrement si l'animal n'avait été que légèrement frappé par le premier chasseur, et si le coup mortel avait été donné plus tard par un autre. En ce cas, c'est évidemment au second chasseur que la bête appartiendrait. Un animal nuisible — tel un cerf — poursuivi au cours d'une battue régulièrement organisée, conformément à l'art. 90 de la loi du 5 avril 1884, devient, comme le gibier ordinaire, la propriété de celui qui l'a tiré, lorsque blessé mortellement, il a été mis dans l'impossibilité d'échapper à la poursuite. Conséquemment, il peut être achevé et appréhendé sans délit, hors du territoire sur lequel la battue a été organisée (Paris, 17 octobre 1895).

Pour juger le droit des chasseurs sur le gibier tiré, il faut donc préciser le point de départ de la main-mise par les armes, c'est-à-dire en réalité de la possession.

Les animaux sont des meubles par leur nature (art. 527 et 528 du Code civil) et selon la règle connue : en fait de meubles, possession vaut titre de propriété.

CHAPITRE VII

GIBIER DÉTOURNÉ

—

Le gibier vivant, tant qu'il est poursuivi par le chasseur, qu'il est lancé et couru par ses chiens, ne peut être saisi et gardé par une autre personne sans que cette dernière s'expose à commettre un grave délit.

Il n'y a pas lieu, dans ce cas, d'examiner si l'individu qui s'est emparé du gibier épuisé, haletant, affolé, blessé ou mourant, était ou non muni du permis de chasse, s'il a ou non fait usage d'engins prohibés.

La question n'est pas là, car ce n'est pas un délit de chasse que cet individu a commis.

Mais un vol, le vol que les articles 379 et 401 du Code pénal punissent d'un an à cinq ans de prison, et de seize à cinq cents francs d'amende.

Le fait de s'emparer d'un animal sauvage, capturé à l'aide de lacet par une autre personne, alors que cet animal est *encore vivant* ne constitue au contraire que le délit de chasse prévu et puni par l'article 11, § 1 de la loi du 3 mai 1844 (Besançon, 10 janvier 1890).

Mais si l'animal était *mort*, ce serait différent : il y aurait vol (Cassation de Belgique, 2 juillet 1888).

CHAPITRE VIII

ANIMAUX NUISIBLES ET MALFAISANTS
CHASSES ET BATTUES

———

Depuis longtemps, nos législateurs se sont préoccupés d'assurer la tranquillité de nos campagnes, par la destruction des animaux malfaisants et nuisibles.

On trouve déjà dans les ordonnances de janvier 1585, de 1600 et 1601, le principe des battues de village. Puis sont venus les arrêtés du 6 février 1697, du 14 janvier 1698, l'arrêté du directoire exécutif du 19 pluviôse an V.

Aux termes de l'article 7 du réglement du 20 août 1814, sur les chasses dans les forêts et bois de l'État, les individus ayant obtenu des permissions de chasse dans les forêts et bois de l'Etat, étaient invités à employer ces permissions à la destruction des animaux nuisibles comme loups, renards, blaireaux, etc.

Les dits chasseurs privilégiés, devaient faire connaître au conservateur des forêts, le nombre des animaux qu'ils avaient détruits, en lui envoyant la patte droite.

Par ce moyen, ils acquéraient le droit à de nouvelles permissions, l'intention du grand veneur étant de faire contribuer le plaisir de la chasse à la prospérité de l'agriculture et à l'avantage général.

Actuellement, les animaux considérés comme malfaisants ou nuisibles, en vertu de la loi du 3 mai 1844, sont les bêtes fauves, sangliers, chevreuils, cerfs, loups, renards, loutres, martres, putois, fouines, blaireaux ; lapins, pies, pigeons-ramiers, cygnes sauvages (Cour d'Angers, 10 mars 1874, Carlier, 2.180 ; Roussel, 3.100 ; Dalloz verbo chasse anno 1871 ; corneilles, (Tribunal de Rouen, 1er juillet 1875), etc...

La nomenclature est donnée dans chaque département par arrêté préfectoral.

L'article 9 de la loi du 3 mai 1844, autorise chaque propriétaire, possesseur ou fermier, à repousser et détruire, même avec des armes à feu, en *tout temps* et *sans permis de chasse*, les bêtes fauves qui portent dommage à leurs propriétés.

Ils peuvent déléguer leur droit à des tiers s'ils ne veulent l'exercer en personne (Poitiers, 14 mai 1897).

Ce droit peut être exercé aussi bien la nuit que

le jour (Douai, 17 février 1897), et il n'est pas nécessaire que le dommage soit actuel; le droit de légitime défense devant, pour être utile et efficace, consister, non seulement à faire cesser le dommage existant, mais surtout à l'empêcher de se produire (Même arrêt).

Le propriétaire qui se livre dans ces conditions à la destruction des bêtes fauves, n'a besoin d'aucune autorisation préalable et peut, également sans autorisation, se faire assister de tiers pour opérer cette destruction (Rennes, 18 juillet 1887).

Cependant il a été jugé par la Chambre criminelle de la Cour de cassation, le 24 juillet 1891, que le fait de poursuivre et de tuer un animal nuisible (un marcassin), constitue un délit de chasse et non l'exercice du droit de destruction des bêtes fauves, quand il n'est pas établi que la présence de cet animal, constituait un danger actuel.

Les renards, les lapins, les blaireaux peuvent en tous temps être enfumés dans leurs terriers ou détruits à l'aide de chiens terriers, de furets et de bourses.

Cependant les lacets en toute circonstance sont interdits.

Après la clôture de la chasse, les lapins peuvent être détruits à l'aide du fusil par les propriétaires, possesseurs ou fermiers; mais en vertu seulement d'une autorisation délivrée par le Préfet, après avis du Maire.

Pendant la fermeture de la chasse, l'usage du

fusil et des chiens pour la destruction des bêtes nuisibles ou malfaisantes, est interdit comme moyen de chasse permanent. L'emploi du fusil n'est permis qu'en vertu d'une autorisation du Préfet, délivré sur l'avis du Maire.

L'usage de cette arme est exceptionnellement autorisé pour les chasses spéciales et les battues dirigées contre ces animaux ; des arrêtés préfectoraux peuvent même, en ce cas, permettre de se servir de chiens lévriers (art. 9 de la loi du 3 mai 1844, modifié par la loi du 22 janvier 1874).

Il peut être procédé à ces chasses ou battues :

1° En vertu d'autorisation municipale, lorsqu'elles ne dépassent pas les limites d'une circonscription communale.

Elles ne peuvent avoir lieu qu'avec le consentement des propriétaires et des détenteurs des droits de chasse, dans les buissons, bois et forêts et sous le contrôle du Maire et la surveillance du Préfet.

L'administration forestière interviendra, dans le cas où elles seraient exécutées dans les forêts soumises à son régime.

2° En vertu d'autorisations préfectorales, lorsque ces chasses ou battues s'étendent sur le territoire de plusieurs communes, dans le cas où la nécessité en est bien démontrée et sous la condition qu'elles soient dirigées par un officier de louveterie et opérées sous la surveillance spéciale de l'administration forestière et de la gendarmerie.

Dans tous les cas, les chasseurs doivent préalablement aviser la brigade de gendarmerie sur le territoire de laquelle se trouve le lieu de chasse, car, sans cette précaution, les chasseurs surpris par les gendarmes, pourraient être poursuivis devant les tribunaux correctionnels et condamnés pour délit de chasse en temps prohibé, sans qu'il y ait à tenir compte de l'autorisation donnée par l'autorité compétente.

Les fermiers de la chasse sur les biens de l'Etat et des communes, ainsi que leurs associés, sont tenus de concourir aux chasses et battues ordonnées par les Préfets, pour la destruction des animaux nuisibles (Ordonnance du 20 juin 1845).

Dans son article 90 au § 9, la loi du 5 avril 1884 sur l'organisation municipale, charge le Maire, sous le contrôle du Conseil municipal et la surveillance de l'Administration supérieure, de prendre, de concert avec les propriétaires ou les détenteurs du droit de chasse, dans les buissons, bois et forêts, toutes les mesures nécessaires à la destruction des animaux nuisibles désignés dans l'arrêté du préfet, pris en vertu de l'article 9 de la loi du 3 mai 1844 ; de faire, pendant le temps de neige, à défaut des détenteurs du droit de chasse, à ce dûment invités, détourner les loups et sangliers remis sur le territoire ; de requérir, à l'effet de les détruire, les habitants, avec armes et chiens propres à la chasse de ces animaux ; de surveiller et d'assurer l'exécution des mesures ci-dessus et d'en dresser procès-verbal.

Le maire ne peut, sans excès de pouvoir, autoriser la destruction des animaux nuisibles, par les propriétaires et fermiers, à l'aide de moyens différents de ceux qui ont été déterminés par arrêté préfectoral, pris en exécution de l'art. 9 de la loi du 3 mai 1844 (Conseil d'Etat, 8 août 1890).

Les tireurs et traqueurs qui ont été régulièrement convoqués à une battue, ne peuvent être pénalement responsables des irrégularités qui auraient été commises dans l'organisation de cet acte qu'ils n'avaient ni le moyen ni le droit de contrôler (Château-Chinon, 24 septembre 1887).

Les primes pour la destruction des loups sont fixées de la manière suivante, par la loi du 3 avril 1882 :

Cent francs par tête de loup ou de louve non pleine ;

Cent cinquante francs par tête de louve pleine ;

Quarante francs par tête de louveteau.

Est considéré comme louveteau, l'animal dont le poids est inférieur à huit kilogrammes.

Lorsqu'il sera prouvé qu'un loup s'est jeté sur des êtres humains, celui qui le tuera aura droit à une prime de deux cents francs.

L'abattage est constaté par le maire de la commune sur le territoire de laquelle le loup a été abattu.

La prime est à la charge de l'Etat : elle doit être payée au plus tard le quinzième jour qui suit la constatation de l'abattage.

Cette loi a abrogé la loi du 10 messidor an V.

Disons enfin que l'art. 11 § 3 de la loi du 3 mai 1844, punit d'une amende de 16 à 100 fr., ceux qui contreviennent aux arrêtés concernant la destruction des animaux nuisibles ou malfaisants.

CHAPITRE IX

ANIMAUX SAUVAGES APPROPRIÉS

———

Les animaux sauvages peuvent être apprivoisés par les soins de l'homme. C'est ainsi qu'une bête — gibier d'origine — devient un animal domestique.

Si donc, un de ces animaux reconnus parfaitement apprivoisé était perdu ou pris à son propriétaire, celui qui s'en emparerait pour le garder, commettrait un vol.

L'animal serait naturellement rendu au propriétaire.

Si, au contraire, la bête était demeurée sauvage, qu'elle n'ait pu être apprivoisée, et qu'au cours d'une escapade, s'étant enfuie de sa loge, elle ait été reprise par quelqu'un, celui qui l'aurait poursuivie comme celui qui l'aurait capturée, commettrait un véritable acte de chasse, parce qu'il aurait poursuivi et pris un gibier.

Supposons que cela se passe pendant la fermeture de la chasse, ou en temps de neige, ou la nuit, ou tout simplement que l'individu qui a poursuivi et celui qui a repris l'animal, n'aient pas de permis. Voilà des délits de chasse bien caractérisés.

Le propriétaire a perdu la propriété de la bête dès qu'elle s'est sauvée.

L'animal étant libre, est redevenu gibier.

Celui qui l'aurait poursuivi, celui qui l'aurait pris, celui qui l'aurait blessé, celui qui l'aurait tué, enfin tous ceux qui auraient aidé, auraient commis des actes de chasse.

L'animal-gibier pourrait être saisi et livré à un établissement de bienfaisance dans les cas où la loi le permet, sans que ni celui qui a capturé la bête, ni son ancien maître, ne puissent le réclamer.

Et tous les chasseurs improvisés passeraient en police correctionnelle, s'ils n'étaient pas en règle avec la législation sur la chasse.

En vertu de l'article 524 du Code civil, les pigeons des colombiers, les lapins des garennes, les abeilles des ruches, les poissons des étangs, sont immeubles par destination et appartiennent au propriétaire du sol comme ce sol lui-même, lorsqu'ils ont été placés par le propriétaire pour le service et l'exploitation du fonds.

Si ces pigeons, lapins, poissons, passent dans un

autre colombier, une autre garenne et un autre étang, ils deviennent la propriété du propriétaire de ces objets, à la condition qu'ils n'aient point été attirés par fraude et artifice (art. 564 du Code civil).

Ceux donc qui prendraient ou tenteraient de prendre le poisson en vivier, étang ou réserves, commettraient, non pas un délit de chasse, mais le délit de vol prévu par l'article 388, § 2 du Code pénal et puni d'un emprisonnement d'un an à cinq ans et d'une amende de seize francs à cinq cent francs.

L'empoisonnement des poissons ferait encourir au coupable la même peine de prison et une amende de seize à trois cents francs (art. 452 du Code pénal).

D'autre part, ceux qui prendraient ou tenteraient de prendre les pigeons, lapins, abeilles, devenus propriété privée, seraient punis comme voleurs par l'article 401 du Code pénal, qui édicte contre les filous et les auteurs de larcin, une peine d'un an à cinq ans de prison et une amende de seize à cinq cents francs.

Les animaux sauvages sortent en effet de la catégorie des *res nullius* ou des *res communes* lorsqu'ils ont perdu leur liberté naturelle et qu'ils sont entrés dans le domaine individuel de l'homme.

Il importe peu que les actes d'appropriation soient qualifiés délit, par les lois relatives à la police de la chasse, cette circonstance ne pouvant avoir pour effet de modifier les conséquences civiles que l'acte d'occupation doit avoir au point de vue de l'établissement de la propriété privée sur des animaux par leur nature sauvages.

C'est ainsi que le fait de retirer d'une bricole placée par une autre personne, un lièvre mort, avec l'intention de se l'approprier, constitue un vol, quoi que le propriétaire de la bricole et du lièvre soit en délit de chasse (Cour de Cassation de Belgique, arrêt du 2 juillet 1888).

CHAPITRE X

DESTRUCTION ET CAPTURE D'OISEAUX ŒUFS ET COUVÉES

Il est expressément défendu de prendre ou de détruire les nids d'oiseaux, leurs œufs ou leurs couvées dans les domaines de l'Etat, de la commune ou des particuliers, dans les bois, haies, buissons, sur les arbres des promenades et chemins et sur toutes les autres propriétés publiques ou privées, closes ou non closes — autres toutefois que celles attenant à une habitation et entourées de clôtures continues faisant obstacle à toute communication avec les propriétés voisines.

Le propriétaire, possesseur ou fermier peut *en tout temps et sans permis de chasse*, détruire sur *ses terres*, par l'enlèvement des nids ou à l'aide des pièges autres que le lacet :

Les faucons, aigles, éperviers, milans, buses, corbeaux, corneilles, pies et pigeons ramiers.

Il ne peut cependant se servir d'armes à feu, sauf en champ clos dans le sens légal du mot.

Il est interdit de prendre ou de détruire sur le terrain d'autrui, des œufs et des couvées de faisans, de perdrix et de cailles (art. 4 de la loi du 3 mai 1844), sous peine d'une amende de 16 à 100 francs (art. 11, § 4 de la même loi).

Exceptionnellement pendant le temps des semailles, l'usage du fusil est autorisé de la part des propriétaires et fermiers, *sur leurs terres*, pour la destruction des corbeaux, sans autorisation préalable et sans permis de chasse ; mais à la condition de ne tirer que de jour et dans les champs seulement dont la récolte doit être préservée.

En dehors de ce cas, l'usage du fusil pour la destruction des oiseaux nuisibles ne peut être permis aux propriétaires et fermiers qu'en vertu d'une autorisation préfectorale, délivrée sur l'avis du maire.

Les oiseaux qui ne sont pas réputés malfaisants ou nuisibles, ne peuvent être chassés qu'au fusil et seulement dans le temps où la chasse ordinaire est ouverte.

Les jets de pierre à la main ou à la fronde, sont interdits ainsi que les pièges, lacets, bourses, glu.

En outre, la destruction, la capture, le colportage et la vente des petits oiseaux dont la taille est inférieure à celle de la caille, de la grive ou du merle, sont interdits *en tout temps* d'une façon absolue.

Il est fait exception pour l'ortolan, l'alouette-lulu, le bec-figue et le motteux ou cul-blanc, qui peuvent être chassés, mais dans les règles ordinaires de la chasse seulement, c'est-à-dire au fusil et non d'autre manière.

La capture et la destruction des pigeons voyageurs, ainsi que la chasse à l'hirondelle sont interdites en *tout temps* et par *tout procédé*.

Ces règles sont inscrites dans les arrêtés préfectoraux réglementaires de 1891.

Ajoutons que la chasse aux oiseaux du pays à l'aide de lacs et filets, est absolument interdite *sur tout le territoire français*, même en l'absence des arrêtés préfectoraux qui la défendent (Jurisprudence sur les engins prohibés).

Ceux qui violent les règles énumérées dans cet articles, commettent un délit de chasse et encourent par ce moyen, une amende de 16 à 100 francs.

Les préfets, autorisés à prendre des arrêtés pour prévenir la destruction des oiseaux et pour favoriser le repeuplement du gibier, ont la plus grande latitude dans le choix des mesures qu'il convient de prescrire. Ils peuvent spécialement, à cet effet, défendre de laisser errer les chiens, soit dans les bois, soit dans la plaine, pendant l'époque où la chasse est fermée.

L'infraction à un arrêté préfectoral pris dans

ces conditions, est justiciable non du Tribunal de simple police, mais du Tribunal correctionnel (Cour de Dijon, 26 novembre 1890).

Un arrêt de la Chambre criminelle de la Cour de cassation, en date du 5 août 1887, décide, au contraire, que cette infraction ne trouve pas sa sanction dans la loi du 3 mai 1844 sur la chasse, mais constitue simplement la contravention prévue par l'art. 471, § 15 du Code pénal, rentrant dans la compétence du Tribunal de simple police.

CHAPITRE XI

OISEAUX DE PASSAGE ET GIBIER D'EAU

—

La loi du 3 mai 1844, dans son article 9, autorise les Préfets des départements à prendre, sur l'avis des conseils généraux, des arrêtés pour déterminer :

1° L'époque de la chasse des oiseaux de passage autres que la caille ;

2° La nomenclature des oiseaux ;

3° Les modes et procédés de chasse pour les diverses espèces ;

4° L'époque de la chasse du gibier d'eau dans les marais, sur les étangs, rivières ou sur leurs bords — mais à la condition de ne pas s'en écarter.

C'est donc aux arrêtés locaux que le chasseur doit se rapporter pour ces sortes de chasses, qui

peuvent être autorisées même de nuit, contraire-
ment aux principes généraux.

Citons parmi les oiseaux compris dans cette
catégorie, les vanneaux, outardes, pluviers, cigo-
gnes, hérons, grues, courlis, chevaliers, bécas-
seaux, bécassines, râles, poules d'eau, canards
sauvages.

Des règles spéciales sont également prises dans
les départements pour la chasse de la bécasse
dans les bois.

Les Préfets autorisent expressément, pour cer-
taines de ces chasses, l'emploi d'appeaux ou appelants, — engins *exceptionnellement* tolérés dans les
cas spécifiés.

Le gibier d'eau et les oiseaux de passage peuvent être vendus, achetés, transportés et colportés pendant le temps où la chasse en est permise par les arrêtés des Préfets, lors même que la
chasse et conséquemment la vente et le transport
du gibier ordinaire seraient interdits à cette époque.

Ceux qui contreviennent aux arrêtés préfectoraux concernant les oiseaux de passage et le gibier
d'eau, sont punis d'une amende de seize à cent
francs.

CHAPITRE XII

OISEAUX DE MER

La chasse des oiseaux de mer est autorisée pendant toute l'année sans restriction.

Le transport, la vente, l'achat et le colportage de ce gibier sont libres.

Dans cette catégorie, citons les grèbes, guillemots, pingouins, plongeons, petrels, goëlands, hirondelles de mer, mouettes, cormorans, etc...

De ce que cette chasse est libre, il ne s'ensuit pas qu'elle soit délivrée de toute règle.

Ainsi le chasseur d'oiseaux de mer doit être muni d'un permis de chasse, sous peine de commettre le délit de l'art. 11 n° 1 de la loi du 3 mai 1844.

Cependant la question est controversée.

Enfin la chasse est strictement réservée aux oiseaux de mer et il est prudent au chasseur de ne pas s'écarter du rivage, afin de ne pas faire naître de soupçons sur le but qu'il poursuit.

CHAPITRE XIII

CHAMP CLOS

———

Par respect pour le droit de propriété, la loi à voulu que le propriétaire ou possesseur, puisse chasser ou *faire chasser* en tout temps, *sans permis de chasse*, dans ses terres attenant à une habitation et entourées d'une clôture continue, faisant obstacle à toute communication avec les propriétés voisines (art. 2 de la loi du 3 mai 1844).

L'habitation doit être réelle, en ce sens que l'édifice doit, sinon être habité, du moins *pouvoir* être habité.

La clôture doit être parfaite et bien isoler la propriété, comme par exemple une haie, un mur.

Mais une rivière n'est pas une clôture, une île n'est pas un terrain clos, dans le sens de l'article 2 de la loi du 3 mai 1884 : dès lors on ne pourrait y chasser en tout temps et sans permis, quoique le terrain soit attenant à une habitation, à moins que l'île ne soit entourée d'une clôture effective (Paris, 29 février 1896).

On ne peut considérer comme clos, le terrain entouré d'une haie, laquelle présente une ouverture de plusieurs mètres, fermée seulement par des lisses horizontales mobiles, glissant librement et sans obstacles (Cassation chambre criminelle, 15 février 1889), ou entouré d'une haie tracée de larges brèches (C. de Rouen, 25 février 1875; C. de Caen, 5 janvier 1876.

Un parc (*le parc de Chambord*), attenant à un château et clos de hautes murailles, doit être considéré comme entouré de clôture continue, faisant obstacle à toute communication avec les héritages voisins, encore bien que les murailles soient percées de plusieurs portes. Il est indifférent que ces portes doivent, en vertu d'un acte administratif, rester constamment ouvertes pendant le jour et s'ouvrir pendant la nuit, à la réquisition de tout venant, si d'ailleurs elles sont gardées nuit et jour par des portiers, qui exercent une surveillance permanente à l'entrée et à la sortie. Il n'importe pas d'avantage que ce parc soit traversé par des chemins conduisant d'une commune à une autre et sur lesquels le public a le droit de passer en vertu du même acte administratif, si le sol de ces chemins établis et entretenus par le propriétaire et à ses frais, est une propriété privée (Cour d'Orléans, 15 mars 1892).

L'usager ne peut prétendre exercer le droit de chasse et la jurisprudence refuse au fermier cette faculté, qui reste entière entre les mains du propriétaire.

Cependant, c'est l'usufruitier qui a le droit de chasse à l'exclusion du nu-propriétaire.

L'article 2 de la loi du 3 mai 1844, en accordant au propriétaire et à l'usufruitier, la faculté de chasser en tous temps et sans permis dans les possessions attenantes à son habitation et entourées d'une clôture continue, ne lui confère pas le droit de chasser à l'aide d'autres moyens que ceux autorisés par l'article 9 (Cassation chambre criminelle, 12 janvier 1894).

Ainsi il n'a pas le droit de chasser à l'aide de collets et d'engins prohibés (Paris, 7 mars 1894).

Tout contrevenant qui est pris chassant dans un terrain entouré d'une clôture continue, faisant obstacle à toute communication, mais non attenant à une habitation, est puni d'une amende de 16 à 200 francs.

Si le délit est commis sur un terrain clos attenant à une habitation, la peine est de 50 à 300 fr. d'amende et de 6 jours à trois mois de prison.

Enfin si le délit a eu lieu, la nuit, en champ clos attenant à une habitation, l'amende est portée de 100 à mille francs et l'emprisonnement de trois mois à deux ans.

Le propriétaire, dont le domaine est entouré d'une clôture continue, faisant obstacle à toute communication avec les héritages voisins a intérêt à faire constater juridiquement cette situation, soit afin de pouvoir demander, le cas échéant, l'application de l'article 13 de la loi du 3 mai 1844, qui aggrave la situation du contrevenant, sous le rapport de la peine et des réparations civiles, soit afin de sauvegarder le droit qu'il peut puiser dans l'article 2 de cette loi, de chasser en tout temps sans permis dans l'enceinte du domaine.

Par suite, lorsque sur une poursuite engagée contre un delinquant et dans laquelle est relevée la circonstance aggravante, tirée de la clôture de la propriété, le tribunal correctionnel a écarté cette circonstance aggravante, tout en condamnant le prévenu à l'intégralité des réparations civiles, demandées par le propriétaire du terrain clos, — *partie civile* — celui-ci est néanmoins recevable à frapper d'appel ce jugement, lequel constitue un préjugé défavorable à la prétention, qu'il est intéressé à soutenir dans d'autres circonstances (Cour d'Orléans, 15 mars 1892).

TABLE DES MATIÈRES

Châteauroux. — Imp. P. Langlois et C°